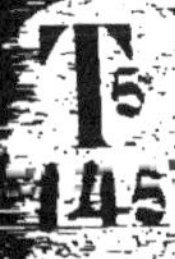

APERÇU PHILOSOPHIQUE

SUR

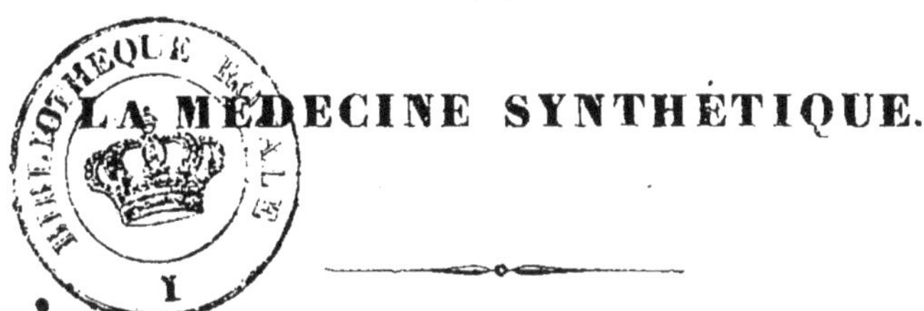

LA MÉDECINE SYNTHÉTIQUE.

Quand une doctrine ou une découverte nouvelle se produit dans le monde, et que cette doctrine ou cette découverte touche aux plus précieux intérêts de l'humanité, on voit de toutes parts les esprits sérieux lui demander ses titres, sonder ses bases, interroger ses résultats.

Malheur à la pensée qui recule devant l'épreuve des hommes de la science ! Comme celle qui n'en sort pas victorieuse, elle est par cela seul frappée d'une réprobation universelle : telles ces fantastiques conceptions qu'un même jour a vu naître et mourir. Que si au contraire, forte de son mérite, elle se soumet d'elle-même à l'examen des hautes intelligences, provoque toute la sévérité de leurs observations, alors, n'en doutez pas, un je ne sais quel bruit de faveur annoncera de loin son apparition sur la scène scientifique, et l'approbation, quelquefois même l'admiration générale l'y saluera dès son début.

Telle a été aux yeux des hommes graves la découverte du médicament synthétique, connu sous le nom d'*Auxiliaire du principe vital*, plus ordinairement appelé *Remède Labourey*, du nom de son savant inventeur.

Cependant, disons-le à la honte de certains esprits qui pour prétendre à la gloire d'esprits élevés, *philosophes*, n'en sont pas moins, dans toute la rigueur du mot, des esprits communs et vulgaires, il s'est trouvé des hommes qui n'ont pas voulu des expériences publiques, solennelles, décisives, que l'auteur de cette découverte leur offrit tant de fois comme criterium de sa pensée, et il s'en est rencontré d'autres qui semblables à l'insensé, lequel fermant les yeux à la lumière de l'astre du jour au moment où il darde sur ses paupières ses plus ardents rayons, s'écrie que le soleil n'est pas, ont osé contester l'existence d'un médicament dont ils avaient eux-mêmes éprouvé l'efficacité. Aux premiers, il faut, bon gré mal gré, des expériences publiques. L'heure n'en a pas encore sonné, espérons qu'elle ne tardera pas. Aux seconds, il faut la démonstration philosophique de la possiblité d'une chose dont ils ne revoquent en doute l'existence que parce qu'elle leur paraît essentiellement impossible; c'est à eux que s'adressent les réflexions suivantes.

Philosophiquement parlant, un médicament unique, universel, peut-il, en thèse générale, opérer la guérison de tous les maux ? Telle est, réduite à sa plus simple expression, la question qu'il s'agit de résoudre. Mais avant tout, peut-être ne sera-t-il pas inutile de faire précéder ce travail de quelques considérations préliminaires.

Après la prévarication adamique, il se fit dans le monde physique, moral, intellectuel, une révolution profonde : les ineffables rapports qui liaient au Créateur le roi de la création, furent en quelque sorte brisés. Séparé de Dieu par l'orgueil, déshérité de cette intimité mystérieuse dans laquelle les plus antiques traditions, confirmées par le récit de la Génèse, nous le montrent vivant avec Dieu; éloigné désormais du foyer de l'intelligence et de la vie, l'homme, abandonné à lui-même, éprouva dans son être un indicible changement, une désastreuse transformation, une dégénérescence complète. La raison, cette resplendissante lumière dont Dieu avait d'abord éclairé son esprit, fut obscurcie par d'épaisses ténèbres : la partie matérielle de son être, qui, dans le plan divin, devait être l'immortelle compagne de son âme immortelle, fut condamnée, bien qu'aveugle instrument de son crime, à se séparer d'elle, à mourir; et désormais l'homme coupable ne fut plus que l'ombre, la ruine de l'homme innocent.

L'ignorance, les passions, la mort, tel est l'héritage fatal laissé par le premier homme à toute sa postérité; car, pareil à la source dont les eaux corrompues corrompent à leur tour le fleuve qu'elles forment, le chef de la famille humaine, imprimant à sa race la tâche qui l'avait souillé, a fait peser sur elle l'anathème dont il fut frappé dans l'Éden.

Mais de ces trois maux d'où naissent les mille maux divers qui accablent l'humanité, ne contemplons ici que le plus inévitable, le plus universel, celui que tous les peuples regardent comme le plus terrible : je veux parler de cette séparation violente des deux éléments constitutifs de l'être humain, de cet anéantissement apparent qu'on appelle la mort.

A toutes les époques, l'homme poussé par l'invincible instinct de sa conservation, par l'amour de la vie, ce pâle reflet de l'immortalité primitivement destinée à son corps, s'efforça de retarder, sinon d'éviter l'exécution de la fatale sentence; de là, des travaux inouïs pour obtenir la cessation des désordres organiques qui se révèlent dans le corps humain, pour calmer, arrêter ces détériorations, ces perturbations de l'être physique auxquelles on a donné le nom générique de maladies, et qui ne sont, à vrai dire, que les avant-coureurs, plus ou moins prochains, plus ou moins éloignés de la destruction de l'élément matériel, de la mort.

Mais ces travaux ont-ils jamais été couronnés d'un succès complet et certain ? Les hommes qui s'y livrèrent surent-ils leur donner la seule direction qui pût les conduire à leur but ?

Interrogez l'histoire, elle vous réponndra que de tous les systèmes de conceptions purement rationnelles que l'orgueil humain décora du beau nom de science, il n'en est pas un seul peut-être qui plus que la médecine repose sur des bases fragiles, variables, imaginaires; qu'impatient de présenter au malade impatient de guérison, un remède qui, en apparence du moins, répondit à son attente, l'homme de l'art, victime quelquefois d'une invincible ignorance, quelquefois d'une excessive crédulité, et quelquefois aussi désireux de s'attribuer un mérite qui ne lui appartenait pas, érigea souvent en système, revêtit d'un je ne sais quel vernis scientifique des conceptions hasardées, illusoires, fruits d'un empirisme trompeur, d'une imagination exaltée, ou de faits mal interprétés, qu'en marchant toujours d'erreur en erreur dans le dédale des conjectures et des probabilités, parce qu'il avait pris un faux point de départ, il était absolument impossible qu'il arrivât à la certitude, à la vérité, à la science.

Que si vous demandez encore à l'histoire, la raison philosophique des innombrables déceptions d'hommes qui, nous devons le dire, possédaient à un haut degré le génie investigateur, indispensable à quiconque aspire à la véritable science ; elle vous la montrera dans la méthode défectueuse qu'ils suivirent pour y atteindre ; elle vous dira que des deux voies ouvertes à l'esprit humain pour la recherche et la découverte du vrai, la synthèse et l'analyse, c'est la dernière qu'ils choisirent, alors que cependant tout devait leur apprendre que pour arriver à la vérité médicale, il fallait leur préférer la première.

Mais qu'est-ce que la synthèse ? qu'est-ce que l'analyse ? que sont, en matière de médecine, ces deux bases de la science humaine ? quel est leur mérite respectif ? Questions difficiles, mais dont la solution, nous en sommes profondément convaincus, proclamera bien haut le triomphe d'une idée qui, comme toutes les grandes et solides conceptions, a eu l'insigne honneur de subir des contradictions longues et nombreuses, et comme elle, aura tôt ou tard, la gloire de leur imposer silence, parce qu'elle a la vérité pour elle.

Et d'abord qu'est-ce que la synthèse ?

La synthèse est la recherche de la vérité par l'intuition et l'examen de l'ensemble d'un objet ; elle va du simple au composé, du général au particulier, du genre à l'espèce, du tout à la partie ; elle est la compréhension par la pensée de l'ensemble formé par les diverses parties d'un objet. Appliquée à la médicine, la synthèse est la contemplation et l'étude de cet ordre d'ensemble et d'unité qui préside à la constitution et à la conservation du corps humain.

L'analyse est l'inverse de la synthèse : elle est la recherche de la vérité par le développement, la décomposition, la résolution d'un tout en ses parties ; elle va du simple au composé, du particulier au général, de l'espèce au genre, du connu à l'inconnu ; elle est, dans un sens, l'énumération des diverses parties qui composent un tout, un ensemble ; l'examen successif des divers rapports sous lesquels la pensée peut les considérer. Appliquée à la médecine, l'analyse est l'étude isolée, individuelle, successive des phénomènes simultanés de l'organisation humaine.

L'analyse finit où la synthèse commence : la base de la synthèse est le couronnement de l'analyse.

Maintenant, sans entrer dans des développements qui nous éloigneraient trop de notre sujet, demandons-nous quelle est, en médecine, de ces deux méthodes d'investigation scientifique, la plus rationnelle, la plus convenable, la plus sûre, en un mot, la meilleure ?

Pour bien apprécier cette question, il faut de toute né- nécessité remonter jusqu'à l'origine des choses, jusqu'à la première manifestation de la pensée divine dans la création, jusqu'à cette raison éternelle dont la raison humaine n'est qu'une faible émanation ; il faut puiser dans l'unité de l'être des êtres la notion infaillible de l'unité qui règne dans le monde matériel, et de ce principe suprême descendre à la contemplation philosophique du dernier des êtres.

Il est une idée, indépendante des sens, de l'imagination, de l'impression extérieure des corps, distincte de la matière, toujours présente à notre esprit, née avec nous, type éternel du monde : nous en cherchons partout l'image dans la nature, dans les corps comme dans les esprits, au dedans comme au dehors de nous-même : c'est l'idée du simple, de l'indivisible, de l'immuable, de Dieu : c'est, en d'autres termes, l'idée de l'unité, celle qui engendre toutes les autres idées, qui en est le modèle, l'exemplaire, l'archétype, parce que l'esprit de l'homme est image et ressemblance de Dieu, l'unité par essence.

Nous avons tous la notion de l'ordre, le sentiment du beau, du bon, du convenable, du juste. Mais qu'est-ce que l'ordre, la beauté, la bonté, la convenance, la justice? Si on y réfléchit sérieusement, on comprendra sans peine que ces idées ne sont dans notre esprit qu'un écoulement, une émanation d'une autre idée qui les domine toutes, et dont toutes les autres ne sont qu'une répétition ou une composition, l'idée de l'unité; elle est, je le répète, le modèle sur lequel Dieu a créé le monde des corps et des intelligences : aussi, en quelque endroit que vous jetiez vos regards, apercevez-vous le concours admirable des choses créées vers l'unité. L'unité se retrouve partout : la création avec son immense variété, n'est cependant que la forme sensible de l'unité éternelle. Sans doute, au premier coup d'œil, la nature nous apparait multiple, variée, diverse, changeante; mais, qu'on observe en philosophe ce qu'on avait d'abord regardé des yeux du vulgaire, et on ne tardera pas de se convaincre que toutes les parties de l'univers, tous les êtres qu'il renferme, sont régis par une loi suprême, immuable, universelle, unique.

Voyez, par exemple, ce qui se passe dans la sphère du monde intellectuel. Quelle variété, quelle multiplicité n'apercevez-vous pas dans les connaissances humaines? Eh bien! parcourez-les successivement, examinez-en le principe, les développements et le terme, et vous reconnaîtrez partout un lien mystérieux qui les unit ensemble, une harmonie universelle, réalisation imparfaite de l'unité souveraine.

L'unité donc, l'unité partout, et partout l'unité : voilà la grande loi du monde.

La raison humaine, dit Bossuet, étincelle de la raison première, croit que la vérité, qui est une (c'est-à-dire l'unité), ne demande naturellement qu'une seule pensée pour la bien entendre, et dans la multiplicité des pensées qu'elle sent naître en elle-même, elle sent aussi qu'elle n'est qu'un écoulement de celui qui, comprenant toute vérité dans une seule pensée, pense aussi éternellement la même chose.

Mais s'il en est ainsi, qui ne conçoit sans peine que la méthode synthétique qui vient de l'unité et aboutit à l'unité, est dans l'ordre des sciences d'observation, lesquelles partent de faits multiples, divers pour arriver à l'unité des causes, la seule méthode parfaitement convenable à l'esprit humain? Faible et borné, l'homme ne peut saisir l'unité du plan du Créateur dans toutes les parties de la création, qu'en embrassant de l'œil de son intelligence, illuminée par une irradiation de la lumière incréée, l'ensemble des choses créées. Que si, guidé par le flambeau de sa propre raison, il veut aller au fond de l'ensemble, en étudier les détails, il se perd nécessairement dans un inextricable labyrinthe, et là où, sans cette témérité insensée, il aurait infailliblement trouvé ordre, harmonie, sagesse, il ne voit que confusion, désordre, folie. Non, l'homme n'est pas fait pour disséquer la nature : rebelle à son scalpel, la nature confond sa vaine curiosité.

Et qu'on ne dise pas que la synthèse, prenant ordinairement une hypothèse pour point de départ, est fatalement condamnée à n'obtenir que des résultats vagues, aventureux, hypothétiques : l'objection aurait quelque poids, s'il ne s'agissait ici que d'une de ces hypothèses qui ne reposent sur aucune base rationnelle, et n'ont pour fondement que le caprice de leur inventeur. Mais qu'on ouvre les annales de la science : depuis Archimède jusqu'à Kepler, n'est-ce pas à des conceptions synthétiques, basées sur des hypothèses, que nous devons la découverte des lois qui ont élargi ou reculé le domaine de l'esprit humain? Le système de Copernic, celui de Newton, et tant d'autres qu'il serait trop long d'énumérer, n'ont-ils pas été enfantés par le procédé hypothétique ? N'est-ce pas toujours et nécessairement par la synthèse que débute l'intelligence dans la voie des investigations ? La synthèse ne précède-t-elle pas toujours l'analyse ? Mais que dis-je ? la synthèse n'est-elle pas l'inévitable prélude de tout raisonnement, le premier terme de tout syllogisme ? et les sciences exactes elles-mêmes, la géométrie, l'algèbre, ne procèdent-elles pas dans leurs démonstrations par synthèse, par hypothèse ?

Dira-t-on que les résultats de la méthode synthétique ne seront infaillibles qu'autant qu'ils seront reconnus tels, vérifiés par l'analyse ? qu'en définitive donc, l'analyse devant contrôler la synthèse, on ne saurait convenablement lui contester la prééminence ? Il en serait ainsi sans doute, s'il n'était démontré que toute opération analytique de la pensée humaine suppose nécessairement une hypothèse préalable, une idée générale, objet de la décomposition de l'analyse. Comment réduire à ses éléments ce dont nous n'avons pas préalablement une idée générale ? Comment s'assurer d'avoir saisi tous les anneaux d'une chaîne d'observations analytiques ? Il en est de l'œil de l'esprit comme de l'œil du corps : capable de voir les ensembles, les masses, il ne l'est pas toujours de distinguer les détails. Or, l'idée générale, c'est la vue synthétique ; l'idée particulière, la vue analytique. Et puis, suffit-il donc de décomposer en particulier toutes les parties d'un tout ? Ne faut-il pas encore connaître le lien qui les rassemble ? n'y a-t-il pas dans l'ordre intellectuel comme dans l'ordre physique une loi d'unité, une force de cohésion, si je puis ainsi m'exprimer, sans laquelle il est impossible d'arriver de près ou de loin à une explication quelconque des opérations de l'esprit et des phénomènes du corps? Ne sait-on pas que les parties isolées d'un tout ne manifestent pas toujours les mêmes propriétés que le tout lui-même? Et pour ne parler ici que de l'objet de l'observation médicale, le plus habile physiologiste n'est-il pas forcé d'avouer avec l'Aigle de Meaux, que plus on considère le corps humain, plus on y trouve de choses nouvelles, plus belles que les premières qu'on avait tant admirées, et que, quoiqu'on trouve très-grand ce qu'on a déjà découvert, on voit que ce n'est rien en comparaison de ce qui reste à chercher? Analysez, analysez encore la nature, a dit Cabanis, il vous restera toujours à concevoir comment les propriétés de la nature sont combinées et coordonnées de manière à produire des phénoménes si compliqués et si savants, en vérité. C'est un grand bienfait de la Providence qui gouverne l'humanité, qu'une idée générale, synthétique, puisse servir de guide à l'homme dans la voie de la vérité. Que fut, en effet, l'analyse si vantée dans le siècle dernier, et que pouvait-elle être? elle encombra, comme on l'a dit, d'observations, d'experiences de toute sorte le terrain de la science, et elle créa un chaos où les faits abondent, mais où manquent les conclusions; aussi les contradictions y sont-elles presque aussi nombreuses que les faits, et ne permettent-elles guère d'affirmer quelque chose avec assurance.

Est-ce à dire que la science puisse se passer de l'analyse et que l'analyse ne lui soit d'aucune utilité? Évidemment non. Nous disons seulement que s'il lui est donné de réunir comme autant d'ossements épars, les différentes idées fournies par l'observation, à la synthèse seule il appartient de les revêtir de chair et de les vivifier.

Concluons donc que la synthèse, considérée comme point de départ de toute recherche scientifique, ayant pour but un système complet de connaissances, est la condition essentielle de toute science, de toute sagesse, si, comme parle Bossuet, la science est la connaissance certaine des conclusions par l'application des principes, et la sagesse, la connaissance certaine des effets par leur cause.

Ces principes posés, appliquons-les à la science médicale, et nous reconnaîtrons bientôt deux grandes vérités, savoir, qu'il y a dans le corps humain unité de vie, et que cette unité implique nécessairement unité de guérison et partant unité de médicament. Vu de leur hauteur, qu'est-ce que le corps humain, si ce n'est une synthèse qui est en petit ce qu'est en grand la synthèse du monde? Or, s'il est vrai que Dieu, l'unité des unités, aît imprimé à l'œuvre de ses mains le cachet de sa propre unité; si, comme l'a dit Mallebranche, l'univers n'est qu'une pensée de l'intelligence divine, et que cette pensée se révèle à nous par l'unité, n'est-il pas évident que le corps humain, la plus belle partie de la création, doit porter lui aussi l'empreinte de l'unité, et soit qu'on le considère sous le raport synthétique, soit qu'on l'examine analytiquement, être régi par une seule et même loi? Dès lors ne pourra-t-on pas légitimement conclure que le principe de vitalité que Dieu répandit dans le corps de l'homme, et qui se distingue essentiellement du corps et de toutes les parties du corps, bien qu'il leur donne le mouvement et la vie, et qu'il soit lui-même matériel, exerce une seule et même influence sur tous les points de l'organisme, est le seul et unique moteur de tous les membres, de tous les muscles, de toutes les fibres, de tous les tissus de l'homme physique, en sorte que seul il vivifie le corps et toutes ses parties, et que quand un désordre se manifeste dans l'organisation, quand il y a trouble, maladie, ce n'est pas l'organisme qui est troublé, malade, mais lui seul, lui le principe de la vitalité.

On ne contestera pas sans doute l'existence de ce principe, tel que nous venons de l'exposer ; on ne le pourrait qu'en lui substituant l'organisation. Mais jamais homme raisonnable plaça-t-il la source de cette force mystérieuse qui meut le corps humain de la vie, dans un arrangement de parties si déliées qu'on les suppose, dans une disposition quelconque de tissus si imperceptibles qu'ils puissent être ?

Contesterait-on avec plus de succès l'unité du principe vital ? N'est-il pas impossible à quiconque est doué du sens le plus vulgaire de nier que tous les tissus, tous les organes, tous les appareils, en un mot, toutes les pièces du corps humain, ne soient comme autant de rayons qui, partant des divers points de la circonférence du corps, aboutissent à un centre commun, au principe vital ?

Il est vrai que les phénomènes de la vie nous apparaissent accidentés par une infinité de circonstances résultant du contact des organes avec les objets qui l'entourent; mais en est-il moins vrai que la cause de tous ces phénomènes est une et invariable ?

Qui jamais, assistant à l'amputation pratiquée sur un corps vivant, fut assez insensé pour dire qu'on retranchait de ce corps un morceau, un fragment de vie ? C'est que la vie est une manifestation d'une seule et même force qui anime et meut le corps humain.

Non, la vie n'est pas dans telle ou telle partie de l'organisation : elle est dans l'unité des rapports de chaque partie avec le tout, du tout avec chaque partie, de chaque partie et du tout avec le principe animique.

Que ces rapports soient plus ou moins brisés, l'homme meurt ou devient malade.

Mais, nous objectera-t-on peut-être, dites-nous donc ce que c'est que la vie ? La réponse est facile : qu'importe que nous ne puissions définir ce qui échappe, de l'aveu de de tous, à toute définition, ce qui est le secret de Dieu ? Ne nous suffit-il pas d'avoir prouvé que le principe vital, tel qu'il puisse être dans son essence, nous apparaît avec l'attribut d'unité, est essentiellement un !

Si donc tel est le principe vital, c'est vers lui et vers lui seul que doivent se diriger tous les efforts de la science ; c'est ce qu'a parfaitement compris l'homme extraordinaire dont nous allons essayer de faire connaître l'œuvre étonnante.

Après de longues et profondes méditations, il s'est dit en lui-même : quand un corps est malade, ce n'est pas, à proprement parler, le corps qui est malade, mais le principe de la vie qui est plus ou moins atteint par un agent désorganisateur, par la *maladie*. Est-ce que le trouble, le désordre qui se révèle en moi, quand je sens que je suis malade est le mal même que j'éprouve ? N'en serait-ce pas plutôt l'effet ? Quelle en est donc la cause ?

La maladie, c'est une altération plus au moins profonde de l'unité vitale, une plus ou moins grande privation de la santé, qui n'est pas autre chose que le principe vital dans son état normal : cet état normal cesse-t-il, la maladie commence ; mais ce principe est un : donc la maladie quelle qu'elle puisse être, l'attaque tout entier et n'attaque que lui.

Ce n'est donc ni dans l'observation du mal, ni dans les symptômes du mal qu'il faut en chercher le remède, mais dans l'étude du principe vital et de l'unité qui le régit.

Or, cette étude me démontre que toutes les fois que l'économie de mon organisation est intérieurement troublée, je ne puis raisonnablement la rétablir que par un agent thérapeutique qui ait la vertu d'augmenter l'énergie du principe vital plus ou moins affaibli par la maladie, et de le replacer dans son état normal.

Mais quel est cet agent ? quelle substance pourra arriver jusqu'à cette force secrète dont je ne connais qu'imparfaitement la nature, et défendre le principe vital contre les attaques de la maladie ? En d'autres termes, comment s'opérera la *guérison ?*

La guérison ne peut pas être dans le remède : le remède ne peut être qu'un auxiliaire du principe vital en qui seul réside la cause de l'efficacité du remède. Qu'est-ce, en effet, que la guérison, si ce n'est le rétablissement des fonctions organiques qui émanent du principe vital comme de leur source? Pour la produire, ne faudra-t-il pas que le remède soit en parfaite harmonie avec ce principe, ait avec lui des rapports si intimes, que sous son influence il puisse ressaisir, pendant la maladie, contre les agents perturbateurs de l'organisme, l'empire que, pendant la santé. il exerce sur l'être physique ? Ne faudra-t-il pas qu'i satisfasse à tous les besoins de la santé comme le sommeil satisfait aux besoins du repos et la nourriture à celui de la manducation ? Et pour me convaincre qu'il rend réellement au principe animique ce que la maladie lui enlève, ne faudra-t-il pas encore qu'il agisse toujours sûrement, et que, suivant qu'on l'administrera de telle ou telle manière, il puisse convenir aux divers tempéraments des malades, aux diverses phases de la maladie ?

Voilà ce que s'est dit un habile chimiste, M. Labourey, de Marseille ; et profondément convaincu que cette conception médico-philosophique n'était pas un rêve, une de ces idées fantastiques qui ne reposent sur aucun fondement, il est parvenu, grâce à de rares connaissances chimiques et à d'infatigables labeurs, à réaliser à lui seul ce que jusqu'à ce jour n'avaient pas même osé tenter les plus grands génies : il n'a pas craint de consacrer toutes les facultés de son esprit, de dévouer toute son existence à la découverte d'un remède chimérique pour bien des gens, mais dont sa haute raison lui démontrait invinciblement la possibilité. Tour à tour regardé à l'instar de ces hommes qui ne se repaissent que d'idées creuses, et se fatiguent à rechercher ce que l'homme ne peut trouver ; persécuté par l'envie, raillé par l'ignorance, traqué comme une bête fauve par des lois impitoyables, je dirais presque, injustes, il a puisé dans la seule conscience de son génie un indomptable courage, et, à force de combinaisons et d'expériences, il a enfin résolu le plus difficile problème de l'esprit humain.

Sous le nom d'*Auxiliaire vital*, il a composé une substance médicamenteuse, une poudre extraite du seul règne végétal, sans mélange d'aucune matière corrosive ou vénéneuse ; nullement irritante ; incapable d'exercer jamais aucune action délétère ou le moins du monde nuisible ; n'ayant besoin, pour se conserver pendant un grand nombre d'années, que d'être préservée de l'humidité ; prévenant toute maladie ; détruisant radicalement les maladies récentes, guérissant les maladies invétérées par un traitement suivi avec persévérance, une substance enfin méritant jusqu'à un certain point le nom de remède universel, puisque les lésions, les déformations naturelles ou accidentelles des organes ou leur destruction, peuvent seules échapper à son action salutaire.

On ne sera donc pas surpris qu'avant de la faire connaître, nous soyons entré dans des considérations d'un ordre élevé. Cette incomparable découverte, mille fois plus précieuse que ne le serait celle de l'introuvable pierre philosophale, est due tout entière à l'étude synthétique du corps humain et des phénomènes de la vie. Elle est la réalisation d'une théorie éminemment philosophique, assise sur les bases les plus rationnelles; elle ne s'enveloppe pas de mystéres comme tant d'autres qu'a tuées le jour de la publicité; au contraire, elle le sollicite avec impatience; elle n'a pas à redouter une épreuve comparative avec les mille traitements divers de la médecine analytique; elle les appelle hautement dans la lice, et c'est avec les plus renommés, les plus efficaces d'entre eux qu'elle cherche à se mesurer.

Nous disions tout-à-l'heure que l'inventeur de l'*Auxiliaire vital* a été soumis au creuset de la persécution : au moment où nous traçons ces lignes, il est encore sous le coup de sentences judiciaires qui proscrivent le débit de son merveilleux médicament; mais sa grande âme, nous ne saurions en douter, triomphera de ces épreuves, et tôt ou tard il atteindra son but. Il sait qu'à presque toutes les époques, la couronne du génie fut aussi la couronne du martyre, et son noble cœur lui a dit que ne dût-il recevoir que de la postérité les hommages d'une trop tardive reconnaissance, ce n'est pas moins pour lui un devoir de se venger de l'ingratitude de ses contemporains par des bienfaits sans cesse renaissants.

Aix, Imprimerie de Martin, rue d'Italie, 9.